Ressonância Magnética:
Princípios fundamentais

Bruno Fukumori

Copyright © 2019 Bruno Fukumori

Todos os direitos reservados.

ISBN:9781672918657

Introdução	4
Princípios físicos	5
Spin, Precessão e Ressonância	5
Pulso de Radiofrequência, Magnetização longitudinal e transversal	9
Recuperação T1 (spin-rede) e Declínio T2 (spin-spin)	11
Declínio T2*	12
Espaço K	14
Sequências de Pulso	16
Tempo de Repetição (TR) e Tempo de Eco (TE)	16
Spin Echo	17
Fast spin echo (FSE)	19
Gradiente Echo	20
Recuperação da Inversão Convencional (IR)	21
Imagens Ecoplanares (EPI)	22
Difusão	23
Mapa de ADC (Apparent Diffusion Coefficient)	24
Contraste na Imagem em RM	25
Ponderação T1, T2 e Densidade de Prótons (DP)	25
Meios de Contraste em RM	29
Gadolínio	29

Introdução

A RM é um método de diagnóstico por imagem que utiliza as propriedades do magnetismo e a composição do nosso organismo para a formação de imagens detalhadas e de alta qualidade das diversas estruturas do corpo humano, possibilitando o diagnóstico preciso de inúmeras doenças.

Ela é formada por um ímã gigante capaz de gerar um intenso campo magnético que consegue ordenar os movimentos das moléculas de água do nosso corpo. Como nosso organismo é formado em sua maior parte por água e, portanto, por prótons de hidrogênio, a RM foi desenvolvida para utilizar basicamente esse elemento na formação de suas imagens.

Vale lembrar que a RM não envolve nenhum tipo de radiação, ao contrário da tomografia computadorizada.

Princípios físicos

Spin, Precessão e Ressonância

Segundo as leis da Física, todo corpo em movimento que possui carga e se encontra em movimento pode gerar um campo magnético. O próton do núcleo de hidrogênio é carregado eletricamente e gira sobre seu próprio eixo (*spin*), ou seja, está em movimento, o que gera um campo magnético. Ele se assemelha a um pequeno ímã (Fig. 1).

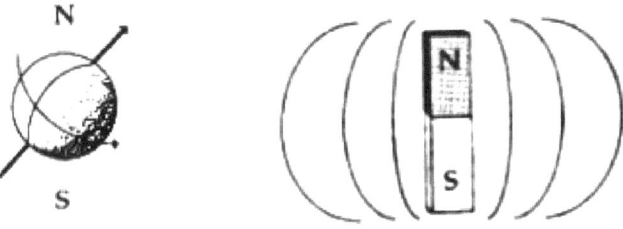

Figura 1 Próton girando sobre seu próprio eixo, formando um vetor.

Quando estão "soltos" no meio, os prótons de hidrogênio se encontram orientados ao acaso. Quando submetidos a um campo magnético externo de maior intensidade, seus vetores se alinham na mesma direção do campo (Fig. 2).

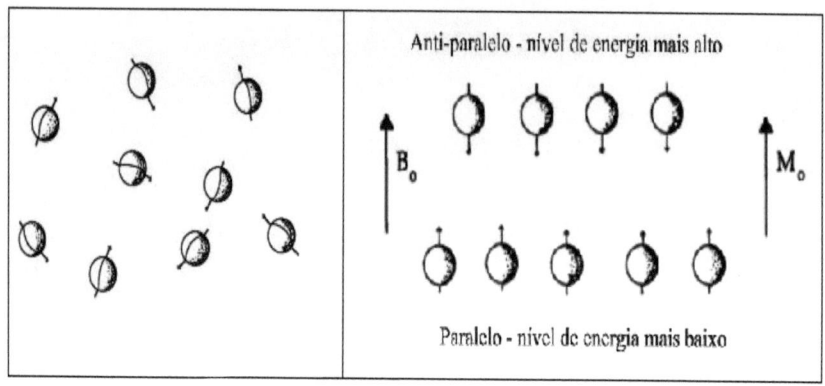

Figura 2 À esquerda, sem campo magnético. À direita, prótons alinhados em direção a um campo magnético externo.

Os átomos de hidrogênio possuem diferentes energias. Assim, dentro de um mesmo campo magnético externo, alguns prótons irão se alinhar paralelamente ao campo, isto é, no mesmo sentido do campo (átomos de menor energia), enquanto outros irão se alinhar antiparalelamente, isto é, sentido contrário ao campo (átomos de maior energia). No caso da RM, o campo magnético externo é o próprio magneto. Como a quantidade de átomos de menor energia é maior, a somatória final resulta em um pequeno vetor alinhado ao campo magnético externo e no mesmo sentido.

Além do *spin*, existe outro fenômeno físico que ocorre ao colocarmos prótons de hidrogênio dentro de um campo magnético externo, de extrema importância para a formação de imagem na RM: o **movimento de precessão**.

Esse movimento assemelha-se ao movimento de um pião que começa a perder a sua velocidade. Quando o *spin* do próton de hidrogênio é colocado sob a influência de um campo magnético externo, ele irá realizar um movimento de precessão sobre seu próprio eixo, seu eixo longitudinal começa a descrever uma trajetória circular (Fig. 3).

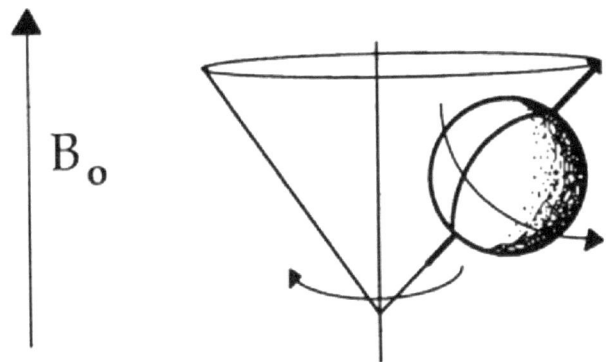

Figura 3 Movimento de precessão.

A frequência que esse movimento ocorre é própria para cada elemento e diretamente proporcional à força do campo magnético externo. No caso do hidrogênio, ele irá precessar a uma frequência de 42,57 MHz (1,0 T) e 63,86 MHz (1,5 T).

Esses números são obtidos através da **Equação de Larmor:** $\omega_0 = B_0 \cdot \gamma$, onde ω_0 é a frequência de precessão; B_0 é o campo magnético externo; γ é a razão giromagnética específica de cada elemento.

Quando os prótons ficam sob a influência de um campo magnético externo, eles iniciam o movimento de precessão, mas não necessariamente eles entram em fase. O fenômeno da **ressonância** ocorre quando os prótons estão realizando o movimento de precessão com o mesmo ritmo, a uma mesma velocidade, e se encontram na mesma posição em um determinado momento no tempo (em fase) (Fig. 4).

Da maneira contrária, quando eles saem de ressonância (ficam fora de fase), a precessão de cada próton fica desigual (Fig. 4).

A ressonância entre os prótons só será obtida através da emissão de um pulso de onda que tenha exatamente a mesma frequência de sua precessão (pulso de radiofrequência).

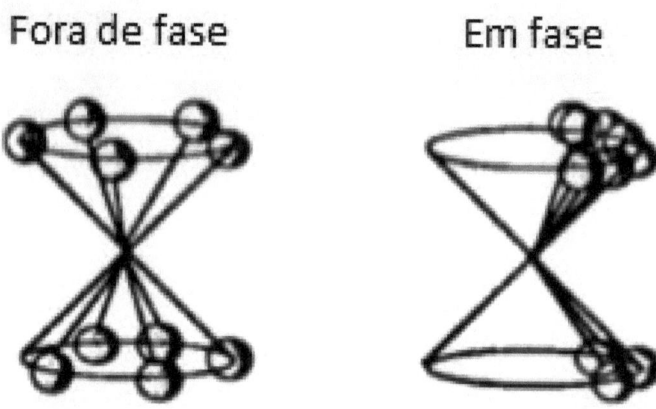

Figura 4 Esquema mostrando prótons em fase e fora de fase.

Pulso de Radiofrequência, Magnetização longitudinal e transversal

O **pulso de radiofrequência (RF)** é emitido pelas bobinas (bobinas de superfície, de corpo). Sua função é fornecer energia aos prótons de hidrogênio de baixa energia (que formam o vetor de magnetização efetiva no mesmo sentido do campo magnético externo) para que eles girem no sentido dos prótons de alta energia (contrário ao campo). A quantidade que cada próton irá girar é proporcional à energia fornecida pelo pulso de RF. Assim, quando se diz "pulso de 90°", estamos nos referindo à energia necessária para que os prótons girem 90° em relação ao eixo longitudinal, paralelo ao campo. Esse ângulo é chamado de **ângulo de inclinação** ou *flip angle*.

Observação: para que a energia seja fornecida pelo pulso de RF, este deve estar na MESMA frequência do alvo, ou seja, na frequência de precessão do hidrogênio.

No momento em que uma pessoa é posicionada no aparelho de RM, os prótons de hidrogênio presentes em seu corpo se alinham na direção do campo magnético. Os de maior energia antiparalelamente e os de menor energia paralelamente, pois não possuem energia suficiente para se opor ao campo externo. Assim, no tempo zero (t_0), a **magnetização longitudinal** é 100% e a **magnetização transversal** é 0%. Ao emitirmos um pulso de RF de 90°, os prótons tendem a entrar em ressonância e gradativamente perder magnetização longitudinal e ganhar magnetização transversal. Ou seja, ao final do pulso, a magnetização transversal será 100% e a magnetização longitudinal 0%. O vetor magnetização efetiva é deslocado 90°, ficando perpendicular ao campo magnético externo.

Após cessar o pulso de RF, ocorre o inverso. Os prótons começam a sair de fase e a perder energia gradativamente. Com o tempo, eles tendem a voltar a sua situação inicial, isto é, alinhados com o campo magnético. Magnetização longitudinal tende a 100%, enquanto magnetização transversal tende a 0% novamente. Esse processo é denominado de **relaxamento**.

Observação: *o sinal captado pelas bobinas é diretamente proporcional ao componente de magnetização transversal. Apenas quando o vetor de magnetização efetiva está desalinhado com o campo externo é que é gerado uma corrente captada pela bobina receptora.*
O ***sinal de declínio de indução livre (ou FID, do inglês)*** *que aparece em alguns livros de RM é justamente essa redução da corrente na bobina após cessar o pulso de RF, durante o retorno do vetor magnetização efetiva ao plano longitudinal.*

Recuperação T1 (*spin*-rede) e Declínio T2 (*spin-spin*)

Ao cessar o pulso de RF, os prótons perdem energia de duas maneiras: para o meio ambiente ou devido à interação entre si (efeito do campo magnético presente em cada próton – lembrar-se dos *spins*!).

A recuperação da magnetização longitudinal é causada por um processo denominado **recuperação T1** (em que a energia dos prótons é perdida para o meio ambiente) e a perda da magnetização transversal é dada por um processo denominado **declínio T2** (em que a energia é perdida devido às interações *spin-spin* dos núcleos entre si).

Chamamos de **tempo T1** o tempo necessário para que ocorra a recuperação de 63% da magnetização longitudinal.
O tempo necessário para que ocorra a perda de 63% da magnetização transversal é denominado de **tempo T2**.

É através dos diferentes tempos de relaxamento dos tecidos que ocorrerá a diferenciação de contraste nas imagens de RM, além da quantidade de prótons em cada tecido (quanto maior a quantidade de prótons, maior o sinal).

Observação: *a perda de energia pro meio ambiente (spin-rede) é sempre mais rápida que a perda pela interação entre os núcleos (spin-spin).*

Declínio T2*

Quando falamos em campo magnético de um aparelho de RM, consideramos que o campo gerado seja homogêneo. No entanto, isso não é totalmente verdade. Existe certa heterogeneidade no campo, isto é, áreas com maior potência e áreas com menor potência.

Logo após cessar o pulso de RF, dois fatores contribuem para a perda de magnetização transversal: a perda de energia dos prótons e a saída de fase. A perda de energia dos prótons ocorre de maneira gradativa e constante durante todo o processo. Já a saída de fase ocorre imediatamente após cessar o pulso. Assim, o sinal gerado na bobina sempre se reduz mais rapidamente no início do processo (perda de energia dos prótons + saída de fase) do que no fim (apenas perda de energia dos prótons).

Essa perda de energia devido à saída de fase dos prótons é chamada de **declínio T2***. Essa saída de fase é diretamente proporcional à heterogeneidade do campo magnético. Quanto maior a heterogeneidade, mais rápida é a saída de fase.

Observação: *declínio T2 é diferente de T2*. O primeiro ocorre devido à perda de energia dos prótons pela relação spin-spin, enquanto a segunda deve-se à perda de energia devido à saída de fase dos prótons, dependente da heterogeneidade do campo magnético.*

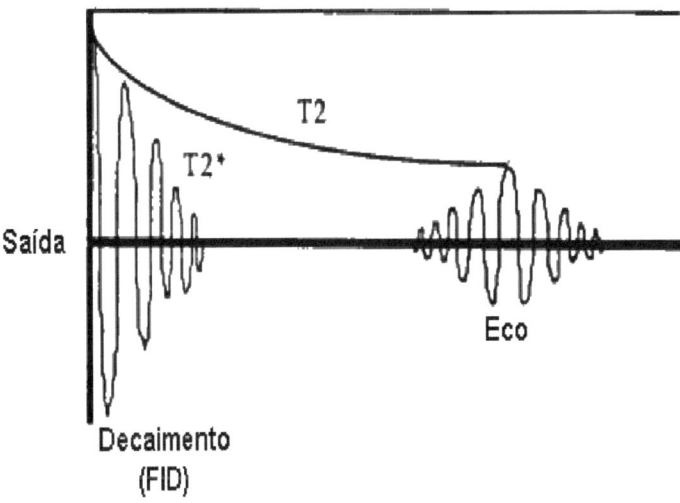

Figura 5 Diferença entre T2 e T2*. O tempo T2 desconsidera as heterogeneidades do campo magnético.

Espaço K

Resumidamente, o **espaço K** seria um local virtual onde são armazenadas todas as informações obtidas pelo sinal gerado pelos pulsos de RF, que serão utilizadas para a formação de imagem. Pode-se imaginá-lo como uma matriz xy, cujo eixo x seria a fase e o eixo y a frequência. Após delimitarmos a área de estudo, é aplicado a ela a matriz (espaço K) e a espessura do corte determina a espessura de cada linha dessa matriz, formando um voxel. Cada vez que um sinal é gerado, uma linha dessa matriz vai sendo preenchida, até que no final, através da **Transformada de Fourier** (conjunto de algoritmos complexos que transforma a informação elétrica em digital), a imagem é formada.

Algumas características importantes do espaço K:

1 - Não existe correspondência entre um ponto do espaço K e um ponto da imagem de RM. Em cada ponto do espaço K existe informação de todo o corte. Se por exemplo, um pequeno artefato de entrada de RF na sala de exames ocorrer em um dado instante durante a sequência de pulso, a presença deste artefato bem localizado no tempo poderá gerar um artefato que se propagará para toda a imagem de RM;

2 - Quanto maior o número de linhas do espaço K, maior é a quantidade de sinal coletado, porém maior é o tempo necessário;

3 - As linhas centrais do espaço K estão diretamente relacionadas ao contraste na imagem de RM (preto e branco) e a periferia à resolução espacial;

4 - Uma imagem de RM pode ser formada por mais de um espaço K. A escolha do número de espaços K que irão ser utilizados para gerar uma imagem é um parâmetro controlado pelo operador e costuma ser chamado de número de aquisições ou **número de excitações (NEX)**. Passar de um

para dois espaços K faz com que o tempo total de aquisição dobre, com o benefício de melhorar em cerca de 40% a relação sinal-ruído na imagem.

Sequências de Pulso

Tempo de Repetição (TR) e Tempo de Eco (TE)

O tempo que transcorre entre a emissão de um pulso e outro é denominado de **TR**. O tempo que transcorre entre um pulso e a geração do sinal na bobina receptora é denominado de **TE**.

Esses dois parâmetros podem ser modificados pelo operador e vão contribuir para o contraste nas imagens de RM.

Basicamente, existem dois tipos de sequências de pulso: **spin echo (SE)** e **gradiente eco (GRE)**. As outras sequências são variações dessas duas primeiras.

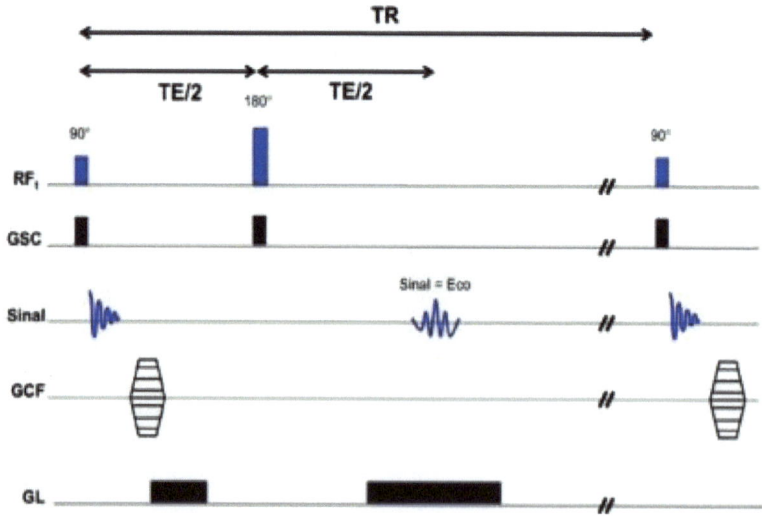

Figura 6 TE e TR.

Spin Echo

As sequências SE iniciam com o aparelho enviando um pulso de 90° (energia suficiente para que a maioria dos prótons gire em direção ao plano transverso e entrem em fase, fig. 7B). Após cessar o pulso, os prótons começam a sair de fase (fig. 7C). Então, um novo pulso é emitido, mas com energia suficiente para girar os prótons 180° (pulso de 180°, fig. 7D). Com isso, os prótons entram em fase novamente, gerando um sinal (spin echo, fig. 7F). Após, é dado um tempo para que tanto os prótons da água quanto de gordura retornem ao plano longitudinal e, então, uma nova sequência de pulsos de 90° e 180° é realizada, até que se tenham informações suficientes para a formação de imagem.

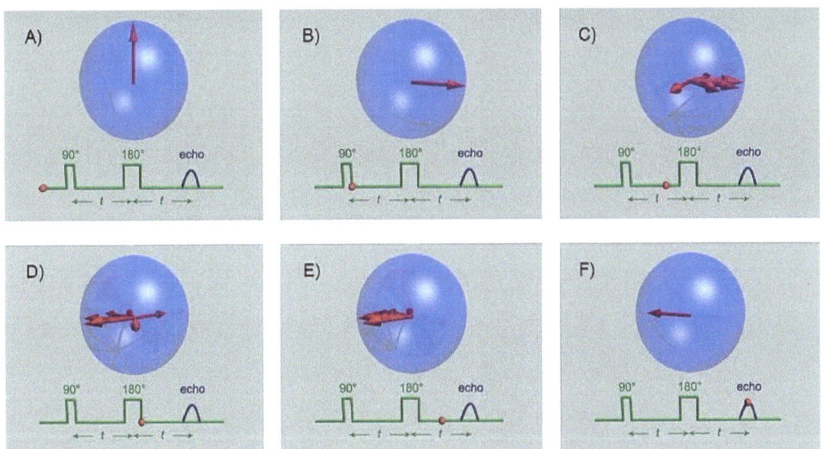

Figura 7 Representação da sequência SE. A bolinha vermelha representa a fase da sequência.

Observação: *pode-se fazer uma analogia a uma corrida entre dois corredores com velocidades diferentes. No início da corrida, eles partem juntos (pulso de 90°), mas com o passar do tempo começa a haver uma diferença na distância entre eles, pois um é mais rápido que o outro (saem de fase). Se em um dado* *momento, eles invertem o sentido do seu movimento (pulso de 180°), o corredor que estava na frente, ficaria atrás, enquanto o que estava atrás ficaria na frente. Com o passar do tempo, no entanto, eles iriam se encontrar novamente, pois o de trás é mais rápido e alcançaria o da frente (em fase).*

Fast spin echo (FSE)

Essa sequência é semelhante ao SE, no entanto, ao invés de um único pulso de 180°, são aplicados vários pulsos de 180° **(trem de eco, ou echo train, do inglês)**, formando vários sinais (Fig. 8). A cada pulso de 180°, no entanto, o sinal vai decaindo, até que seja necessário um novo pulso inicial de 90°. Essa sequência é mais rápida que o SE tradicional e é útil para evitar artefatos de movimento, uma vez que diminui o tempo de aquisição. Nos aparelhos da Philips e Siemens, possui a sigla TSE.

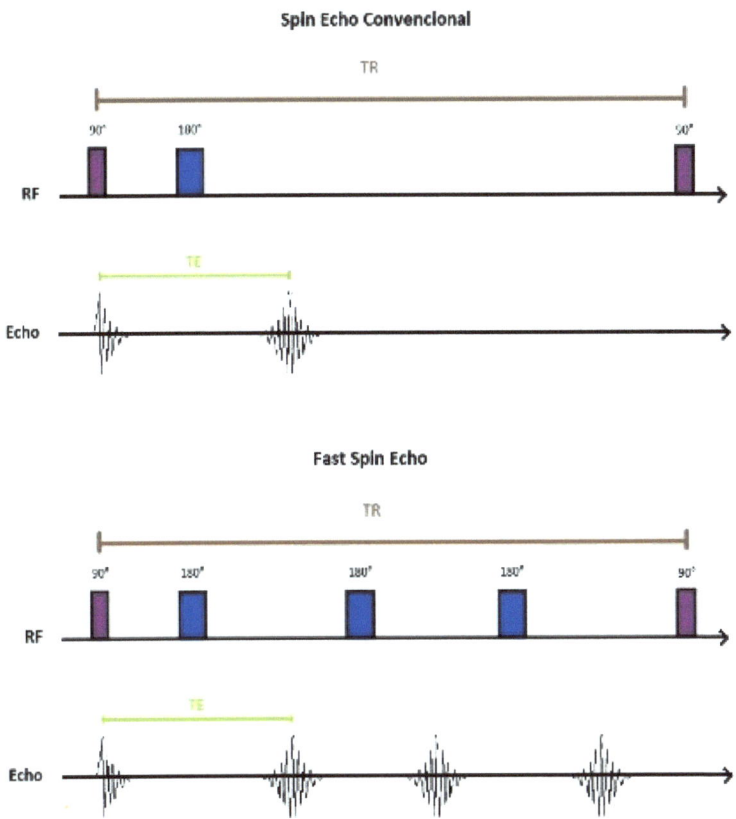

Figura 8 Comparação entre SE e FSE.

Gradiente Echo

Ao contrário da sequência SE, que utiliza pulsos de 90°, as sequências GRE utilizam inclinações menores (20°, 30°, etc) para criar o componente de magnetização transversa. Além disso, em vez do pulso de 180°, são os gradientes do aparelho que recolocam ou retiram os prótons de fase. Esse tipo de sequência é muito mais rápida que o SE convencional, porém à custa da redução da razão sinal/ruído. Elas não produzem imagens T2 convencionais, apenas imagens T2*. Nos aparelhos da Philips, possui a sigla FE e nos da Siemens, possui a sigla FID.

A sequência GRE é mais sensível a inomogeneidades de campo magnético e apresenta mais artefatos na imagem devido a diferenças de susceptibilidade magnética. No entanto, essa susceptibilidade a alterações locais do campo magnético pode ser explorada como por exemplo, na identificação de calcificações e hemorragias no tecido cerebral.

Um aspecto importante é a permanência de magnetização residual no plano transversal entre sucessivos pulsos de RF e que pode, ou não, ser eliminada com a utilização de gradientes ou pulsos de RF destruidores (os chamados *spoilers*). Basicamente, quando utilizamos sequências GRE que fazem uso de spoilers a ponderação desejada na imagem é T1.

Recuperação da Inversão Convencional (IR)

Como os prótons ligados ao oxigênio (água) possuem tempos de recuperação diferentes dos prótons ligados ao carbono (gordura), é possível anular o sinal de um desses elementos através do fornecimento individual de energia por meio dos pulsos de RF, sem que se afete o outro.

Nas sequências que utilizam a **inversão da recuperação (IR)**, um pulso de 180° antecede o pulso de 90° usualmente utilizado nas sequências SE convencionais, fornecendo energia com uma frequência específica, capaz de anular o sinal da gordura **(STIR, do inglês, Short Time Inversion Recovery)** ou da água **(FLAIR, do inglês, Fluid Atenuatted Inversion Recovery)**.

O tempo entre o pulso inicial de 180° e o pulso de 90° corresponde ao **tempo de inversão (TI)**, que é específico para cada elemento e pode ser obtido multiplicando-se o tempo T1 do tecido de interesse por 0,69.

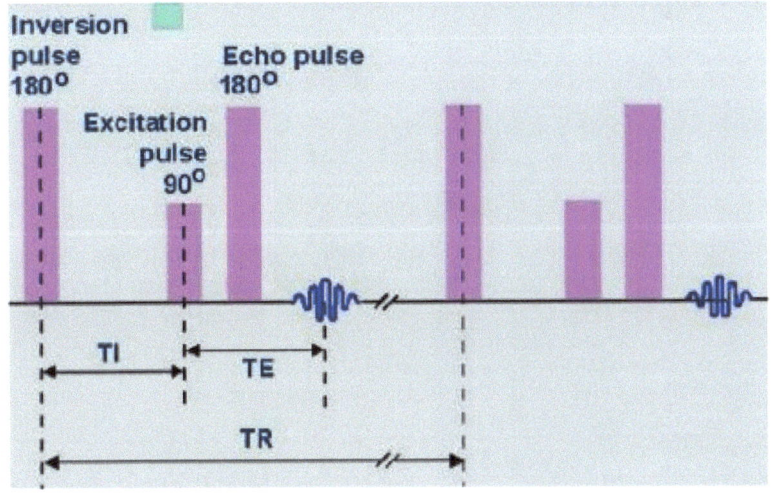

Figura 9 Esquema de sequência SE com uso da IR.

Imagens Ecoplanares (EPI)

É um modo de aquisição extremamente rápido, com o espaço K totalmente preenchido, utilizando-se uma única sequência de ecos. Podem ser formadas com sequência SE ou GRE. Por utilizar apenas uma única sequência de ecos (pouca informação), são muito susceptíveis a variações no campo magnético.

Assim, objetos ferromagnéticos geram grandes artefatos. São utilizadas para a formação de imagens de difusão. A ponderação das imagens EPI é baseada em T2*, uma vez que a aquisição de todos os ecos produzidos ocorre dentro do FID.

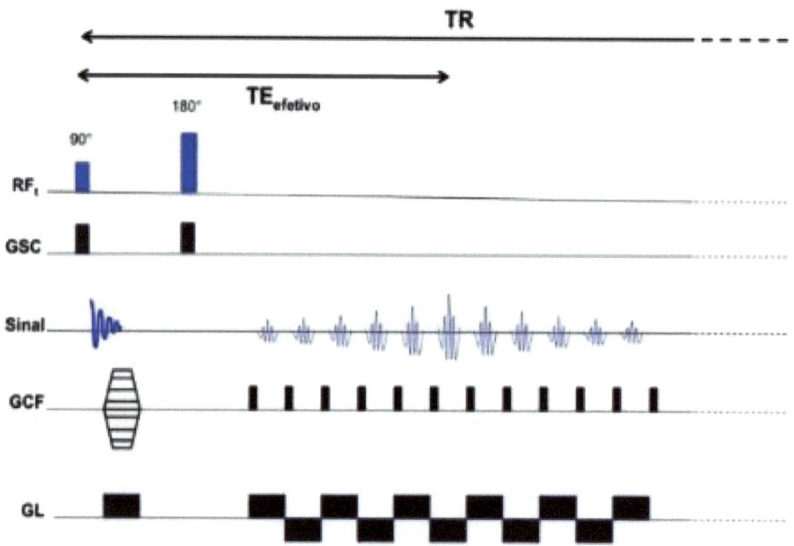

Figura 10 Esquema de de uma sequência EPI.

Difusão

A difusão refere-se ao movimento aleatório dos prótons em um determinado meio. Quando existem poucas barreiras nos tecidos, os prótons movem-se livremente e com maior velocidade, dificultando a obtenção de um sinal pelo aparelho, produzindo, assim, imagens com tonalidades mais escuras. Já nos tecidos em que a difusão é dificultada, os prótons se movem com maior dificuldade e mais lentamente, facilitando a obtenção de um sinal e, consequentemente, gerando imagens mais brancas.

Uma das maiores utilidades desse tipo de sequência é no diagnóstico de AVEi. Imediatamente após ocorrer a obstrução do fluxo sanguíneo, as células em anóxia começam a reter líquido e aumentar de tamanho. Com isso, o espaço intersticial intercelular diminui, dificultando o movimento das moléculas de água. Assim, nas imagens de difusão, a área de isquemia aguda aparece branca. (Fig. 11). Da mesma forma, abscessos, edemas e outras patologias em que ocorra a restrição à movimentação dos prótons, as imagens irão aparecer claras.

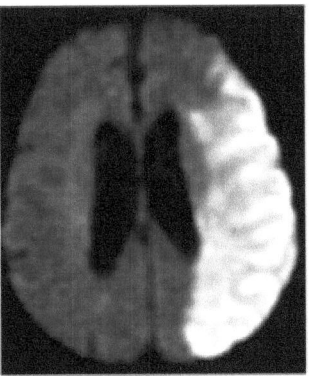

Figura 11 Imagem de difusão em RM. Área com hipersinal representando um AVEi.

Mapa de ADC (Apparent Diffusion Coefficient)

Devido ao tipo de aquisição utilizada nas imagens de difusão, pode ocorrer uma "contaminação" T2. Isso provoca áreas brancas nas imagens de tecido normal, mas que podem ser confundidas com áreas de lesão. O mapa de ADC serve para eliminar esse efeito T2. Ele é como se fosse uma imagem invertida da difusão, em que áreas de restrição verdadeiras aparecem pretas (Fig.12).

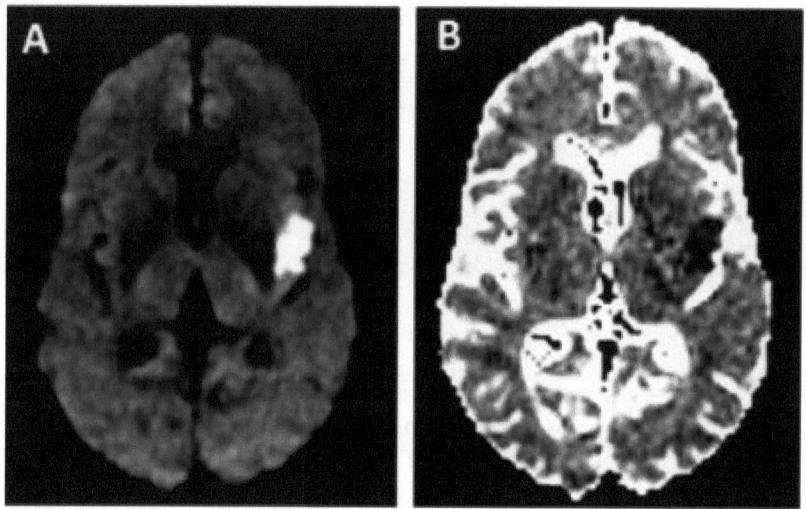

Figura 12 Hipersinal indicando uma área de AVEi. A - Difusão; B - Mapa ADC.

Contraste na Imagem em RM

Ponderação T1, T2 e Densidade de Prótons (DP)

O contraste na imagem em RM baseia-se em três fatores: recuperação T1, declínio T2 e densidade de prótons, trabalhando basicamente com os prótons presentes na água e na gordura.

Importante: os prótons de hidrogênio ligados à água se comportam diferente dos ligados à gordura.

Não devemos confundir ponderação T1 ou T2, com recuperação T1 e declínio T2! Embora sejam conceitos relacionados entre si, NÃO são a mesma coisa!
Enquanto a recuperação T1 e o declínio T2 são uma propriedade intrínseca dos tecidos, a ponderação T1 e T2 podem ser manipuladas pelo operador de acordo com a intenção de ver a gordura mais branca que a água e vice-versa.

Resumidamente, temos:

Ponderação T1 (TR curto, TE curto): gordura branca, água escura. Mais utilizado para avaliar a anatomia dos tecidos (tendões, musculatura). TE<30 ms; TR<500 ms.

Ponderação T2 (TR longo, TE longo): gordura escura, água clara. Mais utilizado para avaliar patologias (edema, inflamação). TE>90 ms; TR>1500 ms.

DP (TR longo, TE curto): intermediário entre T1 e T2, baseado apenas na densidade de prótons e não nos tempos de relaxamento dos tecidos. Tecidos com alta densidade de prótons (líquidos, tecidos gordos) apresentam-se mais claros que tecidos com poucos prótons (ar, osso cortical, tecido fibroso, calcificações). Mas por que isso ocorre? No tecido adiposo, as moléculas de gordura possuem baixa movimentação, ou seja, elas possuem baixa interação entre suas moléculas. Logo, a maior parte de sua energia é perdida para o meio ambiente (mais rapidamente), por isso, elas possuem um menor tempo de recuperação T1. Além disso, por serem mais lentas, estão mais próximas à frequência de Larmor dos átomos de hidrogênio e, portanto, ganham e perdem energia com mais facilidade. Nos tecidos mais fluidos, as moléculas possuem grande movimentação, fazendo com que a maior parte de sua energia seja perdida pela interação entre si (mais lentamente), por isso, elas possuem um tempo de recuperação T1 maior. Além disso, por serem mais rápidas, estão mais distantes da frequência de Larmor dos átomos de hidrogênio e, portanto, ganham e perdem energia com mais dificuldade.

Assim, se quisermos separar dois tecidos com base na diferença entre seus tempos T1, devemos utilizar um TE e um TR curtos, pois com isso conseguimos obter um maior contraste entre eles na imagem (vide Fig. 13).

Ao passar pouco tempo, ambos os tecidos (gordura e água) encontram-se saturados, no entanto, como a gordura possui mais facilidade para adquirir energia, seu componente de magnetização transversal é maior do que o da água, aparecendo com hipersinal na imagem.

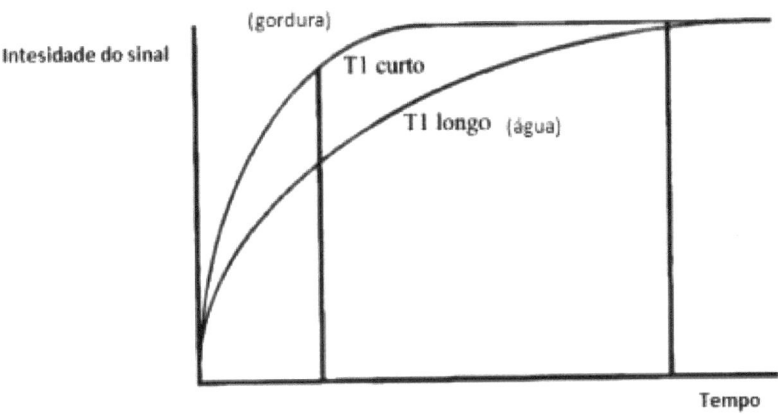

Figura 13 Gráfico da intensidade do sinal em função do tempo para dois tecidos ponderados em T1. Observe que a diferença é maior com tempos curtos.

Por outro lado, se quisermos separar dois tecidos com base na diferença entre seus tempos T2, devemos utilizar um TE e um TR longos, pois com isso conseguimos obter um maior contraste entre eles na imagem (vide Fig. 14). Em relação aos tempos T2, o fator determinante é a presença dos campos magnéticos locais (interação *spin-spin*). Quanto maior o campo magnético local, mais rapidamente ocorrerá a perda de energia e, portanto, menor será o tempo T2. Assim, tecidos mais densos, como a gordura, apresentam campos magnéticos intrínsecos, possuindo um T2 curto. Tecidos mais fluidos, como a água, apresentam grande mobilidade, fazendo com que seus campos magnéticos locais tendam a zero, possuindo T2 longos. Ao passar um tempo longo, a gordura já recuperou a sua magnetização longitudinal e perdeu sua magnetização transversa, aparecendo com hipossinal na imagem, enquanto a água, por apresentar um declínio T2 longo, ainda possui componente de magnetização transversa e encontra-se mais saturada que a gordura, aparecendo com hipersinal na imagem.

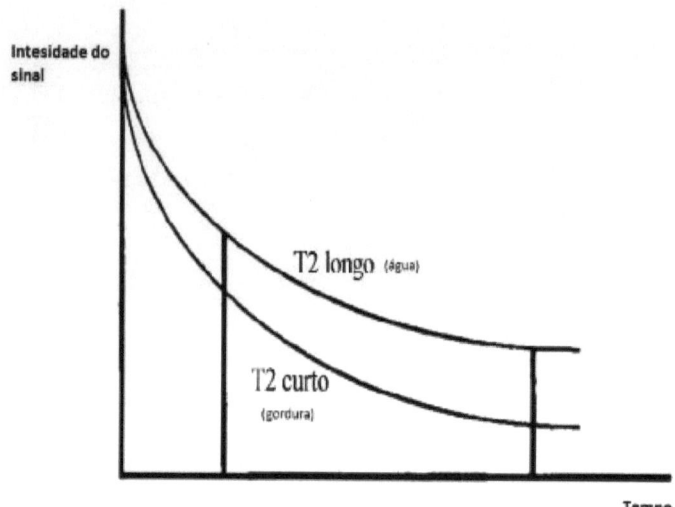

Figura 14 Gráfico da intensidade do sinal em função do tempo para dois tecidos ponderados em T2. Observe que a diferença é maior com tempos longos.

A ponderação DP é útil para diferenciar tecidos que possuem tempos de relaxamento muito próximos, mas com densidades de prótons diferentes. Um TR longo elimina a influência T1 dos tecidos (fornece tempo suficiente para que toda a magnetização transversa seja eliminada e a magnetização longitudinal recuperada), enquanto um TE curto diminui a influência T2 (satura os tecidos, independente dos seus tempos T2).

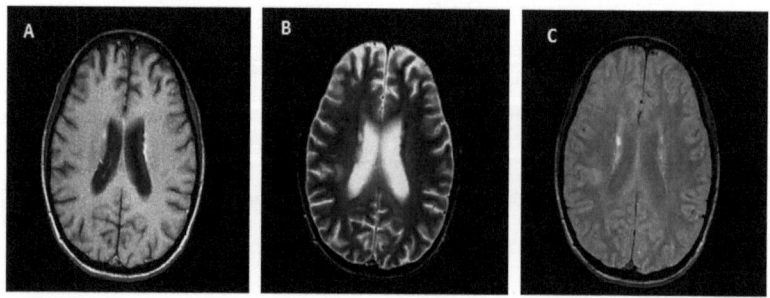

Figura 15 A - T1; B - T2; C – DP

Meios de Contraste em RM

Gadolínio

Apesar de a RM ter uma altíssima capacidade de diferenciar tecidos, determinadas lesões e estruturas somente serão visualizadas e ou diferenciadas dos tecidos vizinhos se um agente de contraste for usado. Os meios de contraste possuem a propriedade de alterar as características de relaxação do tecido (T1 e T2) em que estão presentes através de suas propriedades paramagnéticas e superparamagnéticas.

O meio de contraste mais utilizado é o gadolínio injetado endovenosamente. Meios de contraste a base de gadolínio são usados devido a propriedade paramagnética do íon de gadolínio. O paramagnetismo do gadolínio faz com que o campo magnético local aumente onde a substância está presente e este aumento acarreta a redução nos tempos de T1 e T2. O encurtamento em T1 resulta em sinal hiperintenso nas imagens ponderadas em T1. Já em imagens ponderadas em T2, a presença do gadolínio reduz o sinal local.

O íon gadolínio é tóxico sozinho, sendo utilizado junto a um agente quelante que dará segurança e permitirá que o mesmo seja eliminado após a administração basicamente por via renal. Os meios de contraste a base de gadolínio são utilizados para avaliar as mais diversas patologias. Especificamente no tecido cerebral, o gadolínio não ultrapassa a barreira hematoencefálica (BHE) normal e permanece no meio vascular. Entretanto, em tumores e outras lesões que afetam ou alteram a BHE, o gadolínio permanece no tecido e assim é detectado.

www.ingramcontent.com/pod-product-compliance
Lightning Source LLC
Chambersburg PA
CBHW040304220526
45473CB00002B/574